LES BAINS

CONSIDÉRÉS

AU POINT DE VUE HISTORIQUE, HYGIÉNIQUE

ET THÉRAPEUTIQUE

Par L. B.

avec quatre gravures.

Prix : 1 Fr.

NIMES

IMPRIMERIE BALDY ET ROGER, RUE SAINTE-URSULE

Vis-à-vis l'entrée des Arènes.

—

1855

LES BAINS

LES BAINS

CONSIDÉRÉS

AU POINT DE VUE HISTORIQUE, HYGIÉNIQUE

ET THÉRAPEUTIQUE

Par L. B.

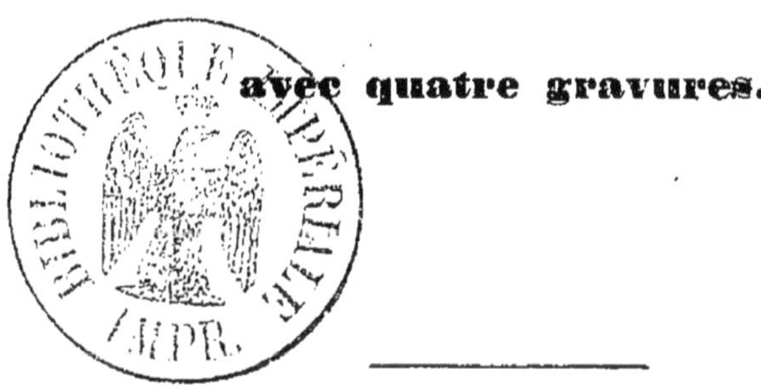

avec quatre gravures.

Prix : 1 Fr.

NIMES

IMPRIMERIE BALDY ET ROGER, RUE SAINTE-URSULE

Vis-à-vis l'entrée des Arènes.

—

1855

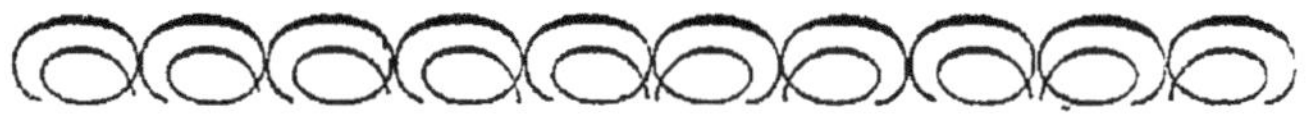

LES BAINS

CONSIDÉRÉS AU POINT DE VUE HISTORIQUE

HYGIÉNIQUE ET THÉRAPEUTIQUE,

PREMIÈRE PARTIE.

> Un pain d'orge, une source
> et un manteau de laine sont pré-
> férables aux plaisirs qui finissent
> par le repentir.
>
> AL. FARABI.

L'usage des bains, établi d'abord par un motif d'utilité générale, fut pratiqué par tous les peuples anciens, qui regardaient la purification du corps comme l'emblème de celle de l'âme, de sorte qu'on se lavait ordinairement avant les sacrifices aux dieux.

Profitant de cette coutume si nécessaire à la

santé dans les pays chauds, les législateurs et les pontifes firent d'une nécessité sanitaire un véritable acte religieux. Nous savons que Moïse prescrivit aux Hébreux un grand nombre d'ablutions et que J. C. les consacra aussi par le baptême.

Chez les Mahométans, l'ablution précède toujours la prière, et ils ont à cet effet des fontaines et des bassins dans les parvis de toutes les mosquées.

Nous verrons cette simple recommandation hygiénique, grandissant au sein de la richesse et de la prospérité publiques, se dénaturer peu à peu au milieu des exigences du luxe et se heurter contre l'écueil des excès de la civilisation romaine.

Les bains se prenaient, chez les Romains, dans une suite de salles qui faisaient partie de monuments où l'on avait déployé la plus grande magnificence et qu'on appelait thermes.

Ce fut aux Grecs que les Romains empruntèrent non-seulement l'usage des bains, mais encore la forme et la destination des pièces qui les composaient. Les thermes $\Theta \varepsilon \rho \mu \alpha \iota$, étuves, bains chauds, comprenaient bien plus de choses que leur nom ne l'indique; on y trouvait la réunion d'une multitude d'autres établissements d'utilité, de récréation et de plaisirs ayant chacun leur nom et leur clientelle distincte.

C'était le rendez-vous de la population oisive, où chaque classe de citoyens et chaque sexe trouvait à se distraire selon ses goûts ou ses besoins.

Enfin, les thermes comprenaient dans un ensemble de bâtiments, et sur une grande superficie, ce qui se trouve séparé au milieu de notre civilisation plus positive et plus affairée. On y trouvait des jeux de paume, des jardins, des cafés, des bals, des salles de spectacle, des gymnases et des palestres, en un mot pour les besoins intellectuels comme pour les exercices physiques.

L'emploi de la laine pour l'habillement des Grecs et des Romains, ainsi que la chaleur des climats qu'ils habitaient, leur imposaient, il est vrai, la nécessité de se baigner fréquemment ; mais le luxe et la mollesse multiplièrent dans la suite les bains chez ces derniers, à tel point que, sous les empereurs, ils y passaient presque la journée entière. Ce fut alors que s'élevèrent ces immenses monuments dont les alentours de notre source et les quartiers voisins nous offrent de nombreux vestiges. Par leur érection, chaque empereur voulut illustrer son règne ou obtenir les faveurs du peuple auquel il les concédait.

Le luxe des bains, sous l'Empire, contrastait singulièrement avec la simplicité de ceux de la République. Ceux de Scipion-l'Africain, à *Linternum*, étaient extrêmement modestes.

« Le bain est étroit et obscur, dit Sénèque,
» selon la coutume de nos ancêtres, car ils ne
» trouvaient les appartements chauds en hiver
» et frais en été que quand on n'y voyait pas
» clair. Ce fut un grand plaisir pour moi de
» comparer les mœurs de Scipion avec les nô-
» tres. C'était dans ce réduit obscur que ce hé-
» ros, la terreur de Carthage, à qui Rome est
» redevable de n'avoir été prise qu'une fois,
» baignait son corps fatigué des travaux des
» champs, après s'être exercé à des ouvrages
» pénibles et avoir dompté la terre, selon la
» coutume des premier Romains. Voilà donc
» la modeste demeure qu'il habitait, voilà
» l'humble plancher que foulaient ses pas vé-
» nérables. A présent, quel Romain voudrait
» se baigner ici ! On se croirait pauvre et mi-
» sérable si l'on ne foulait aux pieds les mosaï-
» ques et les matériaux les plus précieux ; si les
» marbres d'Alexandrie n'étaient incrustés de
» ceux de Numidie ; si nos piscines n'étaient

» revêtues à l'entour de pierres de Tharsus,
» magnificence que montraient à peine autre-
» fois quelques temples ; si les cristaux ne ré-
» fléchissaient la lumière et si l'eau ne coulait
» dans les baignoires par des robinets d'argent.
» Et encore n'ai-je parlé que de ceux du peuple ;
» que n'aurais-je point à dire sur les bains des
» affranchis ? Quelle profusion de statues on y
» trouve ! que de colonnes qui ne supportent
» rien et que le luxe y a prodiguées pour un vain
» ornement ! avec quel fracas l'eau se précipite
» en cascades sur les degrés destinés à la rece-
» voir ! Notre luxe est arrivé à un tel point,
» que nous ne voulons plus fouler que des
» pierres précieuses.

» Dans le bain de Scipion, on trouve des pe-
» tites fentes, plutôt que des fenêtres, prati-
» quées dans un mur de pierre. Aujourd'hui,
» l'on se croirait dans un cachot, si la salle
» des bains n'était pas assez ouverte pour re-
» cevoir, par d'immenses ouvertures, le soleil
» pendant toute la journée, si l'on ne se hâ-
» lait en même temps que l'on se baigne, si de
» la cuve on n'apercevait la campagne et la
» mer. Aussi, les bains qui, lors de leur dé-
» dicace, avaient attiré la foule et excité l'ad-
» miration, sont-ils rejetés aujourd'hui com-

» me des antiquailles. Autrefois, il n'y en avait
» qu'un petit nombre sans aucune décoration.
» Qu'eût-il été besoin de décorer des lieux où
» l'on était admis pour de la menue monnaie,
» des lieux destinés aux besoins et non à l'agré-
» ment? L'eau n'était pas versée comme au-
» jourd'hui et ne se renouvelait pas à chaque
» moment comme si elle eût coulé d'une fon-
» taine chaude. En récompense, quelle satis-
» faction à voir ces bains ténébreux et d'une
» architecture grossière, à la police desquels
» on sait que présidaient, comme édiles, un
» Caton, un Fabius Maximus ou l'un des Corné-
» lius! Ces édiles respectables regardaient
» comme une de leurs fonctions d'entrer dans
» des lieux destinés à l'usage du peuple, de
» veiller à leur propreté, d'y entretenir une
» température utile et salubre d'un régime dif-
» férent de celui qu'on a depuis peu imaginé,
» qui ressemble à un incendie, et qui est si
» brûlant, qu'un esclave convaincu de quelque
» crime, pourrait être condamné à être *baigné*
» *vif*. Je ne trouve plus de différence entre un
» bain chaud et un bain d'eau bouillante. »

Il paraît certain que ce fut Mécènes qui, le
premier, introduisit à Rome l'usage des bains
chauds. Avant le siècle d'Auguste, les Romains

se baignaient dans le Tibre ou dans la grande piscine. Sous les Césars, on construisit des bâtiments destinés uniquement aux ablutions, *balneæ*, auxquels bientôt succédèrent les thermes, qui s'agrandirent à un tel point, qu'Ammien Marcellin employa pour les désigner le terme de *provinces*.

Lavacra in modum provinciarum extructa.

Au devant des bains se trouvait le *baptisterium*, vaste bassin pour prendre le bain froid en commun et où l'on s'exerçait à la nage. Il était ordinairement couvert d'un toit élégant soutenu par des colonnes. Dans une pièce voisine, on quittait ses habits que l'on donnait à garder aux esclaves qui en avaient la charge.

Il y avait ensuite l'onctuaire ou le dépôt des parfums et des huiles dont les Romains efféminés faisaient un fréquent usage. On passait de là dans les autres salles, suivant le genre de bain que l'on voulait prendre.

L'une s'appelait le *frigidarium* ou salle du bain d'eau froide. Les eaux de notre source, après avoir passé sous un pont à trois arches, arrivaient dans le grand *atrium*, entouré de colonnes, au centre duquel s'élevait un stylobate considérable où l'on ne pouvait pénétrer que par un pont volant. Il était décoré d'un groupe de statues au centre et d'une colonne isolée du plus beau style à chaque angle. Là se trouvait le *frigidarium* des thermes de Nimes. Autour de ce massif, décoré d'une frise élégante qu'on a moins délicatement imitée au siècle dernier, une eau froide et limpide courait dans des rigoles profondes; c'était sous ces neuf grottes, alternativement carrées et demi-circulaires, pavées de larges dalles, qu'étaient disposées les baignoires de marbre et d'airain, et l'on s'y baignait à l'abri des [regards indiscrets, sous la protection de tentures attachées contre les colonnes et les murs.

Antonin orna nos thermes et leurs vastes dépendances de statues, de vases, de pavés en marbre ou en mosaïques, et l'on peut dire que, depuis la source jusqu'au-delà du Champ-de-Mars (ancien Jeu-de-Mail), les yeux étaient charmés d'une telle magnificence. La belle salle qui nous reste sous le nom de Temple-de-Diane, richement décorée de colonnes, de niches et de statues, était le nymphée sous le péristyle duquel on entendait résonner plusieurs chutes d'eau qui se rendaient dans les bassins de marbre plus élevés que la source, et qui par différents canaux répandaient la vie et la fraîcheur dans les promenades. Le *tepidarium* était la salle du bain d'eau tiède, où l'on éprouvait une température plus élevée ; il y avait dans ses dépendances le *labrum*, vaste piscine de marbre dans laquelle on se baignait en commun dans de l'eau un peu réchauffée par l'hypocauste.

Le *tepidarium* des thermes de Paris est encore une vaste salle carrée, entourée de tous côtés de niches élevées, alternativement rondes et carrées, à l'extrémité de laquelle on voit les ruines de l'hypocauste. C'est sur les gradins d'une salle semblable que Théodore Chasseriau a représenté dernièrement les beaux types de femmes réunis à Pompeïa, de tous les points de l'Europe et de l'Asie, sous la domination romaine.

Il y avait aussi la place de baignoires moins grandes dans des niches, et l'on descendait dans la grande piscine par deux rangs de gradins disposés en hémicycles. Cette disposition, à peu près commune à toutes les piscines, s'appelait *schola*, parce que ceux qui s'y asseyaient pour assister au bain sans y prendre part s'y livraient à des entretiens familiers avec les baigneurs. Cette pièce était aussi éclairée par le haut.

Le *vaporarium* ou *sudatorium* était une pièce moins vaste et circulaire entourée de gradins.

Un réservoir d'eau bouillante occupait le milieu de la salle et fournissait des tourbillons de vapeur qui, se répandant partout, montaient jusqu'à la voûte par laquelle ils s'échappaient, après s'être condensés en partie contre les parois. Aux bains d'Aix, *aquæ Allobrogum*, le plafond du corridor est percé d'une multitude de petites cheminées en terre cuite ; un grand nombre de tuyaux de cette espèce introduisaient la vapeur dans une piscine supérieure qui pouvait servir d'étuve et de bain d'immersion.

Il y a aux environs de Fréjus des restes assez complets de thermes qui présentent encore plusieurs salles de bains et particulièrement l'étuve circulaire surmontée de sa voûte conique. Les baigneurs se plaçaient autour de la salle sur des gradins disposés en cercle, de telle sorte que ceux qui voulaient éprouver la plus grande chaleur s'asseyaient sur les plus hauts degrés. Au centre, un poële d'airain, nommé *laconicum*, chauffé par dessous, était arrosé d'eau froide dont l'évaporation échauffait la salle, et l'ouverture pratiquée au sommet laissait échapper la vapeur surabondante (1).

______

(1) Le vaporarium était du reste l'étuve humide, tandis que le sudatorium, comme nous le verrons plus tard, était l'étuve sèche.

En général, les thermes étaient fréquentés depuis midi jusqu'au soir. Les employés qui y étaient attachés étaient des baigneurs, *balneatores*, et le chauffeur, *fornicator*; il y avait aussi des serviteurs libres qui s'offraient à ceux qui n'avaient pas d'esclaves: c'était les *capsarii*, qui gardaient les habits moyennant une légère rétribution, les *aliptæ*, les *unctores*, parfumeurs; les *alipili*, épileurs; les *tractatores*, masseurs.

Au sortir de la baignoire, le riche baigneur s'étendait sur une espèce de lit de repos, et un masseur lui pressait tout le corps, le retournait et lui pétrissait, pour ainsi dire, la chair, sans lui faire éprouver la plus légère douleur. Il passait ensuite aux frictions et, la main armée d'un strigile en corne ou en ivoire, il frottait vivement la peau et en détachait toutes les impuretés que la transpiration y avait amassées. Ces frictions duraient assez longtemps et il fallait de l'habitude pour qu'elles ne parussent pas douloureuses. On essuyait enfin le baigneur avec des étoffes de lin ou de laine fine et douce, il s'enveloppait d'un manteau bien chaud et ses esclaves le mettaient dans une litière fermée pour le reporter chez lui.

Rien n'était plus bruyant que les bains publics;

on peut se le figurer, d'après le grand nombre de lieux de réunion et de plaisir qu'ils renfermaient. Les uns s'y livraient aux divers exercices gymnastiques, au jeu de paume ou des anneaux; les autres, qui trouvaient leur voix belle et voulaient la faire apprécier, s'exerçaient au chant ou à la déclamation. Il y avait partout des cris et des éclats de rire. Les *alipiles* joignaient leurs voix à ce concert discordant pour se faire remarquer de ceux qui pouvaient avoir besoin de leurs soins. Les confiseurs, les marchands de gâteaux, de comestibles et de boissons vociféraient pour offrir leurs marchandises et chacun dans les modulations qui lui étaient particulières.

Ailleurs, les baigneurs s'amusaient à se poursuivre autour des baignoires, à se jeter de l'eau dans les piscines ou à provoquer des éclats de rire par des attouchements ou par des culbutes. En un mot, les écoles de natation les plus fréquentées de la Seine ne sauraient donner une idée des clameurs et du mouvement qui animaient l'immensité d'un bain public.

Les bains des femmes étaient ordinairement séparés de ceux des hommes; les cuves étaient de cuivre, de marbre, de porphyre, de granit ou de basalte. Il y avait dans l'enceinte des thermes, des temples et des théâtres. Les baigneurs se dispersaient, pendant les intervalles du bain, dans des cours entourées de portiques, dans les théâtres ou le gymnase, sous les allées d'arbres et dans des galeries ornées de peintures et de sculptures. On sait que c'est dans les fouilles des thermes qu'ont été trouvées en général les œuvres les plus célèbres de l'art antique dont s'énorgueillissent aujourd'hui les musées des grandes capitales.

Les thermes que les Romains avaient édifiés dans toutes leurs possessions et leurs colonies subirent le sort des autres monuments lors du grand naufrage de leur civilisation corrompue. Par suite des invasions successives du moyen-âge, les bains et les ablutions qui avaient pris naissance au milieu des cérémonies religieuses furent négligés, à tel point que de nombreuses périodes de pestes et de maladies de peau venaient décimer les populations à de fréquents intervalles. On sait que les croisés, qui négligèrent les précautions indispensables de propreté dans la Palestine, rapportèrent la lèpre en Europe.

Pour suivre la consécration de cet usage hygiénique au moyen-âge, il faut se résoudre à l'observer dans la période d'invasion des Arabes en Espagne; il faut visiter les bains moresques à Valence ou à Barcelone, ou mieux encore les féériques constructions du palais de l'Alhambra, à Grenade.

On entre presque immédiatement dans la cour de l'alberca (piscine) dont le vaste bassin, qui a la forme d'un parallélogramme allongé, est entouré de lauriers roses, d'orangers et de myrthes. C'est la dimension de ces myrthes qui lui fait donner plus communément le nom de *patio de los arrayanes*. Ce bassin servait de piscine ou de baignoire en été, c'était le bain froid arabe.

Un petit salon dont le dôme est percé de cinq ouvertures en forme d'étoiles donne entrée dans la grande salle. C'est là qu'on déposait ses vêtements. Pour pénétrer dans cette partie où se trouvait le bain de vapeur, on passe par un petit corridor tournant, construit ainsi afin d'empêcher que les personnes qui se déshabillaient dans le premier salon pussent voir les baigneurs nus dans le grand bain. Le pavé est en marbre blanc, et les murs, jusqu'à la hauteur des astragales des colonnes, sont, comme dans toutes les salles, recouverts de carreaux de faïence ornés de vives couleurs, *azulejos*. Elle est surmontée d'un dôme et éclairée par quarante-une ouvertures en forme d'étoiles. De la grande salle on passe dans une troisième plus petite où la vapeur pénétrait en moins grande quantité ; on y trouvait un bassin de marbre à chaque extrémité. Dans les bains modernes de l'Orient, on reçoit là les dernières ablutions parfumées à l'eau froide ou à l'eau tiède, suivant les désirs de chacun. Une dernière salle qui n'a qu'une ouverture au milieu de la voûte, devait renfermer l'eau et les fourneaux pour la chauffer. Les ruines empêchent de reconnaître parfaitement les moyens employés alors pour répandre la vapeur dans les divers réduits que nous venons de décrire.

« Ma structure, effet d'un art exquis, a déjà » passé en proverbe, et ma louange est dans » toutes les bouches » dit l'Alhambra par une de ses inscriptions. Aussi, l'étranger qui y arrive nourri de brillants récits, est tout étonné de trouver dans l'architecture arabe des proportions aussi minimes. Les salles sont en général de peu d'étendue, comparativement aux colosses romains, mais elles présentent une grace et une richesse merveilleuses dans leurs myriades de colonnes en marbre blanc, dans leurs légers arceaux découpés à jour et semés de capricieuses arabesques, dans leurs reliefs si variés rehaussés d'or et de couleurs encore brillantes.

Dans toutes les parties de ce palais des rois maures, il règne une douce et mystérieuse clarté qui contraste avec l'ardeur éclatante du ciel d'Espagne; on voit que les voluptueux califes appréciaient surtout les douceurs de l'ombrage et la fraîcheur des eaux, après avoir eu tant à souffrir des tourments d'un brûlant soleil. Ils avaient fait détourner une partie des eaux du Darro pour les conduire dans leurs jardins, dans les cours et jusques au milieu des salles où elles s'élançaient en jets pour répandre au besoin la fraîcheur jusqu'auprès de ces mystérieuses alcôves fermées par des tapis de Perse...

Dans la période la plus rapprochée de nous, ce sont les établissements thermaux qui ont propagé et popularisé l'usage des bains. Le besoin d'aller recouvrer la santé ou de chercher des distractions qui poussent le riche citadin hors de sa demeure, lui a fait propager ses observations recueillies dans les sites favorisés par les éruptions d'eaux thermales, et la divulgation de ces nouveaux besoins a rendu plus exigeant celui qui avait entendu raconter, comme celui qui avait expérimenté sur lui-même l'efficacité des pratiques thermales.

De cette façon, les bains se sont établis dans toutes les villes et se sont complétés, dans les plus importants, de tous les systèmes tentés par la mode et sanctionnés par la raison.

Nous allons énumérer dans la deuxième partie de cette étude tous les appareils et les moyens nouveaux que les connaissances actuelles ont mis au service des malades et des médecins.

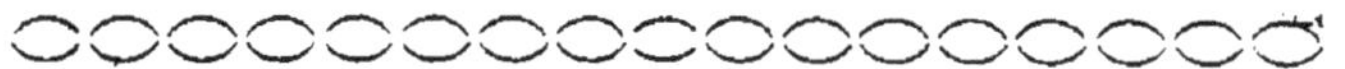

DEUXIÈME PARTIE.

___

> L'eau étant de tous les conduc-
> teurs électriques le meilleur, le plus
> prompt, soutire de notre surface cu-
> tanée la partie superflue de l'électri-
> cité vitale Le système nerveux a une
> grande affinité pour le même fluide,
> c'est bien souvent ce qui le tend et
> le rend éminemment impressionna-
> ble ; or, en soutirant aux corps pa-
> pillaires de la peau le trop plein d'é-
> lectricité accumulée . le contact de
> l'eau en liquide ou en vapeur nous
> délasse et fait évanouir presque in-
> stantanément les inconvénients de
> ce qu'on appelle fatigue soit physi-
> que, soit intellectuelle.
>
> J. MASSÉ.

Sans avoir besoin de remonter jusqu'aux ci-
vilisations les plus reculées, nous avons vu que
dans tous les temps les hommes ont ressenti le
besoin d'avoir recours aux bains, soit comme
moyen hygiénique pour contre-balancer en été
les ardeurs du soleil, soit comme moyen thérapeutique pour prédisposer la peau à ses dou-
bles fonctions secrétives et absorbantes.

Le bain s'entend dans le sens le plus absolu, par l'immersion plus ou moins prolongée de la totalité ou d'une partie du corps dans l'eau naturelle ou rendue médicamenteuse par l'addition de certaines substances chimiques.

—

Bains froids.

Les bains froids, à la température ordinaire des sources, c'est-à-dire de 11 à 13 degrés centigrades, déterminent une sensation très-vive de resserrement général, accompagnée de frissons, d'engourdissement des membres, d'oppressions et de palpitations. Si, après une durée de quelques minutes, on en sort pour se coucher dans un lit chaud, les liquides absorbés reviennent à la circonférence, la chaleur se rétablit et s'élève même, par réaction, au-dessus de son degré ordinaire. Ces bains sont très-toniques, mais très-difficiles à supporter et deviennent irritants s'ils se répètent avec une certaine fréquence.

Les lotions à l'eau froide pratiquées tous les matins sur les parties supérieures du corps sont un puissant moyen hygiénique dont nous sommes amené à dire quelques mots.

On doit adopter exclusivement l'eau froide pour les enfants, après le premier âge, lorsqu'on les y a habitués graduellement. Par des lotions rapides et promptement essuyées, on est bien sûr d'obtenir la réaction désirable et de n'amener aucun accident ; la susceptibilité de la poitrine et des muqueuses est ordinairement une indication positive et non une contre indication de cette pratique très-usitée dans les pays du Nord.

Les Anglais, en l'exagérant, dépassent souvent les limites fixées par la raison et la prudence. Leurs enfants sont lavés, dit-on, à l'eau froide, dès la naissance. Nous pensons qu'il ne faut pas être à cet égard trop exclusif, car si les lotions froides ne présentent pas de grands inconvénients pour les enfants robustes et bien constitués, elles peuvent être mortelles pour les faibles et les délicats dont le système ne demande pas de ces secousses violentes qui contribuent, en les indisposant, à les faire pleurer sans nécessité.

Par les lotions froides, employées comme

nous l'avons indiqué, une réaction énergique a lieu vers la peau ; les muscles et tous les tissus sont tonifiés, la circulation est activée et l'on ressent chaque jour presque tous les avantages du bain frais, moins la natation.

L'impression de l'air extérieur devient par la suite presque insensible et la disposition au catarrhe disparaît avec un pareil régime chez les enfants et les adultes, que des rhumes incessants tourmentaient et dont la poitrine inspirait des craintes.

Nous croyons donc que si l'on parvient à faire adopter généralement cette habitude, un peu contraire, il est vrai, aux idées de certaines personnes, on aura atteint le moyen le plus actif contre les dispositions à la phthisie, et le plus capable d'améliorer les constitutions limphatiques et scrofuleuses.

—

De la Natation.

Il est préférable de prendre les bains froids ou frais dans un fleuve, ou une rivière dont

les flots et les ondes font éprouver au corps des
frottements et des excitations salutaires, que
dans une eau immobile ; il est donc plus avantageux de les combiner avec l'exercice de la natation qui augmente les bons effets du bain et
au moyen duquel on répare la chaleur perdue,
mais avec une déperdition correspondante de
force musculaire. Quoique l'eau stagnante puisse
être plus uniformément chauffée par les rayons
solaires, l'eau courante est plus pure et plus légère ; en roulant ou en renouvelant sans cesse
sa surface sous une grande étendue d'air atmos-
phérique elle devient plus aérée et plus saine.
On doit pourtant redouter l'eau des torrents ou
celle qui est trop voisine des sources, la première à cause des neiges dont elle provient trop
immédiatement et la seconde parce qu'elle quitte
les entrailles d'un terrain de glaise ou de roche,
toujours imperméable et froid ; les bains dans
de telles eaux sont toujours plus irritants que
rafraîchissants, et il suffit, pour se rafraîchir
et se tonifier pendant des chaleurs énervantes,
de sortir de l'eau après une courte immersion
et avant d'éprouver de ces frissons qui consti-
tuent un véritable malaise.

La natation, dans une eau supportable, est
plus avantageuse que le bain froid avec immo-

bilité, en ce qu'elle accroît la puissance musculaire, chez les personnes qui s'y livrent assi-
dûment, par suite de la réaction que provoque
l'eau froide; mais les contractions et les mouvements nécessaires pour que le corps se sou-
tienne dans le liquide ayant lieu dans un milieu
froid et dense, il n'y a point de perte par la
transpiration., comme il arrive quand on se
meut avec force dans l'air; le système nerveux
sensitif éprouve en outre une sédation bien mar-
quée en raison de l'excès même de mouvement
et de l'impression du froid.

La natation dans l'eau chaude ou tiède offre
moins d'avantage et peut avoir des inconvénients, en provoquant à la fois des transpirations
excessives et une véritable suréxcitation ner-
veuse bientôt suivie d'affaiblissement. Pour
jouir des avantages que le bain chaud peut pro-
curer, il est donc indispensable d'y demeurer
immobile.

La natation est du reste un des exercices qui
demandent le plus à être généralisés, tant à
cause des puissantes ressources d'hygiène qu'y
trouvent les hommes doués d'une constitution
régulière, qu'à cause des dangers inattendus
auxquels peut obvier par cet exercice celui qui
est exposé, par des voyages ou des secours for-

tuits , à préserver sa vie ou celle de ses sem-
blables.

—

Bains tièdes.

Les bains froids conviennent mieux aux habitants du Nord qu'à ceux des pays chauds,
parce que les maladies auxquelles ces derniers
sont exposés, dépendant plus généralement de
causes internes, les organes extérieurs ont besoin d'être habituellement tenus dans un état
de calme et de mollesse qui constitue pour eux
l'état de santé. Nous avons dit d'une manière
générale que les bains et les lotions convenaient
à tous les âges et à tous les pays, pour déterger la peau, lui conserver son activité et sa souplesse. Tout le monde sait, en effet, que la peau
est un des principaux organes excrétoires ; c'est
par une multitude de voies ouvertes sur toute
la surface de notre corps que la nature rejette
une grande quantité d'humeurs excrémentielles
sous forme de gaz ou de sueurs et qui, re-
tenues par défaut d'activité ou par obstruc-
tion, donnent lieu à des maladies fébriles, gra-

ves, ou à des affections cutanées telles que la gale et les dartres. C'est surtout de la malpropreté que dépendent ordinairement ces dernières ainsi que les différents parasites visibles ou invisibles qui infestent l'homme malpropre.

Il est donc très-important d'avoir soin de la peau, de se changer fréquemment de linge, de se laver tous les jours rapidement à l'eau froide et de prendre des bains de temps à autre.

Les bains trop chauds causent au début une sensation vive, la congestion vers la tête, la rougeur vers les téguments et surtout à la face, l'accélération du poulx, l'augmentation de force et des battements du cœur. Des sueurs abondantes viennent au front, la respiration éprouve une gêne pénible et la soif devient ardente ; le vertige suit de près la pesanteur de la tête, et l'on a vu parfois des bains pris trop chauds déterminer des hémorragies mortelles ou l'apoplexie foudroyante dans un moment de fatale prédisposition.

Il résulte de ces observations que les bains chauds de courte durée peuvent être d'un utile secours dans certains cas, dont le médecin est seul juge, mais qu'aussi, ils doivent être l'objet d'une prudence au moins égale à celle que demande l'emploi des bains froids.

L'heure à laquelle il est le plus convenable de prendre le bain est celle qui précède le dernier repas. On sait généralement que le bain pris pendant le travail de la digestion a pour effet de troubler cette fonction importante, parce que les forces se dirigeant alors vers l'estomac, en seraient nécessairement détournées vers l'organe extérieur ; il faut donc s'en abstenir pendant les deux ou trois premières heures après le repas.

Le bain tiède relâche les solides, attire l'action au dehors et rend les humeurs plus fluides, car les pores absorbent une partie de l'eau qui se mêle au sang et aux humeurs qu'elle délaie.

Le bain tiède est utile dans tous les cas où la fibre générale est roide et tendue, mais surtout dans ceux où l'action est surexcitée et concentrée vers l'épigastre. Il est en conséquence avantageux aux tempéraments qui ont la fibre grêle et sèche ainsi qu'aux personnes qui ont été dérangées par des fatigues excessives du corps et de l'esprit ou par de fortes passions.

Bains sulfureux. — Bains médicamenteux.

L'eau des bains peut être combinée avec diverses substances, et servir d'intermédiaire à leur application et à leur absorption par la peau.

C'est ainsi que le sulfure de potasse, les sels de soude, les essences aromatiques, la gélatine et beaucoup d'autres agents peuvent médicamenter le bain; nous n'avons pas à énumérer ici les diverses affections auxquelles on oppose ces bains, qui doivent être prescrits selon les cas par le médecin.

Bains de vapeur.

Le bain de vapeur n'est autre chose que l'immersion du corps tout entier dans une étuve plus ou moins circonscrite et graduellement chauffée par un jet de vapeur d'eau imprégnée au besoin de principes odorants ou médicamenteux.

On les administre surtout dans les affections chroniques des viscères intérieurs, dans certaines affections dartreuses rebelles et enfin dans les rhumatismes invétérés.

L'action du bain de vapeur diffère essentiellement de celle du bain d'eau chaude ; l'eau vaporisée pénètre toute la surface de la peau d'une façon bien plus énergique, sans que le fluide opère la moindre compression sur les viscères intérieurs, de sorte que l'expansion des tissus est bien plus grande.

Les effets immédiats du bain de vapeur sur le corps humain sont d'autant plus grands, que la température en devient graduellement plus élevée. Sous son influence, la peau se ramollit et se distend, les veines se dilatent et tout le corps se recouvre d'abord d'une légère rosée due à la vapeur qui se condense à son contact, et plus tard à l'exhalation cutanée qui sort par tous les pores ouverts, comme à travers un crible.

La vapeur s'administre de plusieurs manières : la première et la plus efficace consiste à placer le malade dans l'étuve où tout le corps l'absorbe graduellement en recevant pourtant le jet de vapeur sur la partie affectée de douleurs. La seconde se fait par encaissement ; la tête seule, dans ce cas, se trouve hors de l'appareil, tandis que le reste du corps est plongé dans la vapeur.

La troisième consiste à la diriger sous forme de douche sur une partie du corps isolée, par une espèce de manchon cylindrique ou de cône qui sert à concentrer les vapeurs, comme vers un foyer, sur la partie qu'on y soumet.

Enfin, pour les personnes très-sanguines ou douées d'un tempérament éminemment nerveux, on fait plonger les extrémités inférieures dans un bain chaud de soude, de sel, ou de moutarde ; il est prudent pour elles d'appeler les fluides vers les régions éloignées des centres vitaux ; on évite par ce moyen les causes d'irritation cérébrale et médullaire qui peuvent être accompagnées de douleurs convulsives.

Quant aux bains de vapeur, on appelle un auxiliaire aussi puissant que les frictions et le massage ; leur action détermine sur l'économie animale un changement accompagné des plus agréables sensations et dont on se ferait difficilement une idée. L'Européen condamnant aveuglément les usages des autres peuples, lorsqu'il ne les connait qu'imparfaitement, trouve dans cette pratique asiatique un plaisir qui la lui fait bientôt adopter ; il pousse quelquefois cette habitude jusqu'à l'excès, et les femmes de nos contrées, transportées sous le ciel des Indes, ne passent pas un seul jour sans se faire masser par leurs esclaves et sacrifient des heures entières à cette occupation.

Le massage agit directement sur les organes locomoteurs et même sur les viscères. Il favorise le cours du sang et l'absorption des fluides. Par ses alternatives de pression et de relâchement et ses mouvements répétés, il facilite la distension des muscles, prévient ou dissipe les engorgements articulaires, il entretient les organes dans l'exercice libre et régulier de leurs fonctions, et rend la vie plus agréable en prévenant les causes de maladies et d'infirmités.

Le massage est appliqué quotidiennement et fort énergiquement chez certains peuples, comme les Indiens, les Perses, les Russes ; là, tout masseur saisit les membres et en presse avec adresse toutes les parties charnues, il en fait jouer toutes les articulations, sans brusquerie et sans douleurs. Ce pétrissement du corps, ces tiraillements mesurés de la peau et des membres activent les fonctions de l'enveloppe humaine, rendent plus souples toutes les jointures et facilitent le glissement des muscles les uns sur les autres.

Bains d'étuves sèches.

Ces bains, fort en usage chez les Romains, é-
taient des salles en pierre de taille pavées de marbre et chauffées considérablement au moyen de
nombreux tuyaux qui en parcouraient toutes les
parois. On appelait cette salle le sudatorium.
On obtenait là un effet analogue à celui que
peut produire chez nous le derrière des fours
de boulangers, c'est-à-dire tous les inconvénients des plus grandes chaleurs de l'été, avec
une oppression pénible causée par l'air constam-
ment raréfié. Dans ces sortes d'étuves, on sue
abondamment sans compensation et l'on sort
débilité par la fatigue. Il semble qu'elles ne
puissent être employées à autre chose qu'à combattre l'obésité.

Bains russes.

Le bain russe est l'administration rapide
d'une affusion froide après un bain de vapeur;

la sensation qui en résulte est plutôt agréable
que pénible, comme elle le paraît de prime-
abord, car l'excédant du froid de l'eau qui frappe le corps sans transition est employé à enlever
la surabondance de chaleur. Ces bains, surtout
avec friction et massage, sont très-fortifiants
pour certains tempéraments.

Chez les peuples du Nord, dont la malpropreté naturelle est augmentée par la rigueur
du climat et la nécessité des vêtements chauds,
qui fixent les sécrétions sur l'épiderme, les
bains de vapeur ont l'immense avantage de net-
toyer à fond la peau et de restituer aux pores
invisibles leur fonction transpiratoire momen-
tanément suspendue.

En Russie, le bain de vapeur est nécessaire
pour ramener de temps en temps une propreté
momentanée chez le paysan comme chez ceux
des classes riches. L'expérience a donc appris
aux habitants des pays froids à combattre, à
neutraliser même l'influence débilitante des
bains de vapeur en se roulant nus, dit-on, dans
la neige, au sortir de l'étuve. Cette brusque
sensation amène instantanément la suppression
de la transpiration ; mais bientôt une réaction
vive s'établit vers la peau, et toutes les personnes qui ont essayé de ces bains peuvent témoi-

gner qu'ils procurent à l'organisme un sentiment de vigueur et de souplesse extraordinaire ;
a peau, d'abord humectée par l'eau ou la vapeur dans laquelle elle a été plongée, deve-
nue plus souple et plus flexible, ressent un bien
être qui donne à l'existence un charme tout
nouveau. Il semble qu'on apprécie plus complètement le bonheur d'exister ; à la fatigue que
l'on éprouvait, succède un sentiment de légèreté
et d'élasticité qui rend propre à tous les exercices du corps ; les muscles rendus à leur ten-
sion naturelle agissent à la fois avec plus d'é-
nergie et de facilité ; toutes les forces physiques
éprouvent un changement salutaire sous l'influence d'une circulation du sang plus active ,
et il n'est pas jusqu'aux fonctions du cerveau
qui ne soient puissamment modifiées et ne re-
çoivent un surcroît d'activité remarquable.

Ce que nous avons dit du bain froid, des lotions froides et du bain de vapeur explique
l'effet du bain russe, puisqu'il les résume tous.
L'importation récente en France de ces bains ,
nous oblige à ajouter ces dernières explica-
tions :

Lorsqu'on est exposé depuis quelque temps à
un froid même peu intense, la peau , les muscles et le tissu cellulaire deviennent moins sou-

ples, la circulation tégumentaire se fait mal ; d'autre part, la peau devient beaucoup moins sensible au bout de quelques jours et surtout de quelques semaines à l'impression du froid. L'immersion momentanée du corps dans la vapeur d'eau n'annulle pas complètement cette sorte d'endurcissement au froid, si les frictions avec la neige ou l'aspersion d'eau froide, par la réaction qu'elles déterminent, ne viennent tremper en quelque sorte les tissus et les rendre insensibles aux impressions extérieures sans leur ôter leur souplesse.

On comprend donc que les Russes, prenant le bain de vapeur comme moyen de propreté, y ajoutent les frictions de neige ou l'affusion froide, qui servent à contrebalancer les effets débilitants et prévenir l'impressionnabilité à l'air au sortir de l'étuve.

Douches.

La douche, *affusio* des Romains, consiste à exposer une ou plusieurs parties du corps à la percussion d'une colonne d'eau dont le diamètre

varie selon le besoin, et qui, suivant la hauteur
de sa chute, frappe avec plus ou moins de vi-
tesse ou de force. On peut y joindre l'immersion
des pieds dans l'eau chaude ; cette précaution
est souvent indispensable pour détourner le
sang de la tête et prévenir les conjestions céré-
brales chez les personnes à tempérament san-
guin. La douche est ascendante, descendante
ou verticale, et la température comme la durée
varie suivant les prescriptions des médecins :
la douche ascendante n'est qu'une modification
de la première, elle consiste à faire remonter
l'eau en jet et à la faire frapper avec une force
proportionnée à l'orifice qui lui livre passage et
à la hauteur du réservoir.

Cette douche s'emploie à déterger les abcès du
périnée, aux injections du rectum, du vagin,
sous les jarrets et les aisselles. Le malade, assis
sur une chaise convenablement disposée, peut
facilement diriger lui-même le jet au moyen
d'un robinet placé à sa portée. Son action, sti-
mulante, résolutive et détersive, produit surtout
d'heureux effets dans plusieurs affections de l'in-
testin rectum, dans son relâchement et celui des
parties adjacentes, dans les hémorroïdes et la
suppression des règles.

Douches écossaises.

On appelle ainsi la douche chaude et la douche froide employées alternativement suivant la
méthode perturbatrice. On use de la douche écos-
saise tantôt par secousses vives et subites, lorsqu'on veut produire une révolution dans l'économie ou une perturbation dans le système nerveux ; tantôt on s'en sert comme moyen propre
à arrêter l'effet énervant des sueurs trop abondantes, on atteint alors le même résultat que
par le bain russe ; tantôt encore comme un
puissant tonique chez les sujets lymphatiques
à tissus lâches et mous. Dans la plupart des
cas, au lieu de diminuer les sueurs, la douche
froide les détermine et les augmente même,
lorsqu'elle est immédiatemsnt suivie d'une pluie
d'eau à 35 ou 40 degrés.

Le malade commence à recevoir d'abord la
pluie chaude, ayant la tête couverte d'un bon-
net de taffetas ciré ou d'une serviette double
afin d'annuler l'impression que pourrait recevoir le cuir chevelu pendant les divers chan-
gements de température, et il se soumet alternativement à l'ondée froide et chaude ; l'impression

prodüite au moment de la chute froide est vive comme le réveil en sursaut.

On prend de trois à dix ondées en se réglant d'ailleurs sur ses forces et sa sensibilité. Chaque ondée d'eau froide, après un arrosement d'eau chaude, fait éprouver un moment insensible d'horripilation et de froid. Le surcroît d'activité qui résulte d'un pareil bain neutralise cet effet passager et arrête toute réaction fâcheuse, mais il n'en faut pas moins une certaine circonspection dictée du reste au malade par l'état qu'il éprouve.

Hydrothérapie.

Nous ne dirons ici que peu de mots du système le plus nouveau où l'eau, et surtout l'eau froide, entre comme principal agent curatif.

Elle repose malheureusement sur le fond de la médecine du docteur Sangrado, puisque les malades en cours de traitement sont condamnés à boire douze, vingt, trente verres d'eau par jour.

Sans adopter aveuglément toute sa doctrine, nos médécins lui empruntent des moyens utiles, sinon tout à fait nouveaux, lorsque l'application s'en trouve à leur portée. Tels sont les bains de siége et de pieds, les demi-bains, les lotions froides à la tête, les lavements, les douches ; mais la ceinture humide, l'emmaillotement et l'ingurgitation d'eau froide ne sortent guère des établissements spéciaux.

L'hydrothérapie cherche à se faire une place honorable en médecine, et comme ce genre de médication ne s'adresse guère qu'aux affections qui atteignent les classes riches, il y a quelques grands établissements bien dirigés qui ont réussi à lui conquérir une certaine popularité ; il n'en est pas moins vrai qu'elle est exposée, en des mains inhabiles, comme elle l'a été à ses débuts, a faire plus de victimes qu'à produire de bons résultats.

Nimes, Typ. Baldy et Roger, rue Ste-Ursule.

Grenade

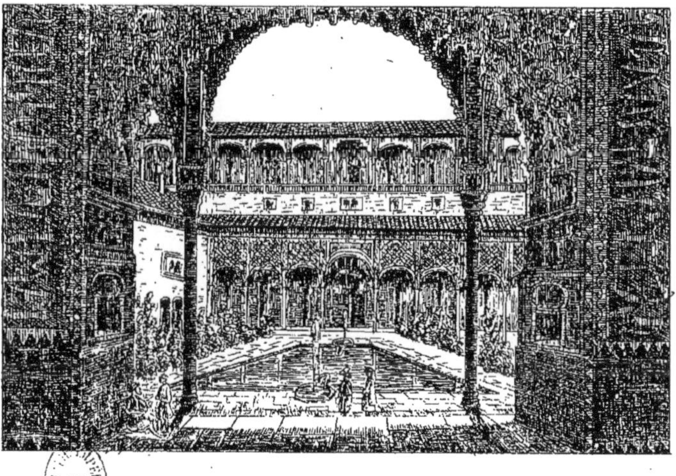

Grenade

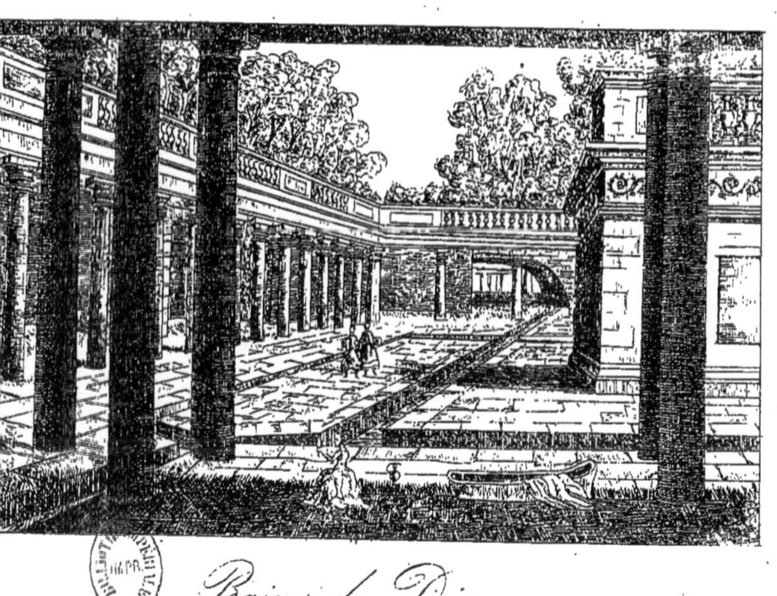

Bains de Diane.

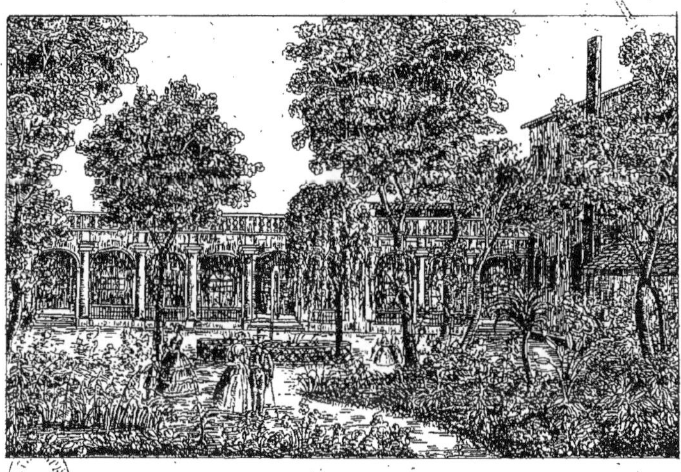

Bains Modernes — Rue des Bains

Paris

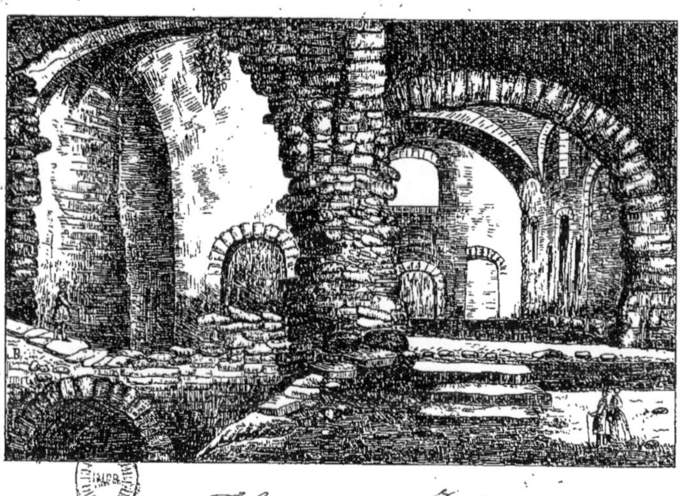

Thermes des Julien